Berufsschutz

und

„Freie Bahn den Tüchtigen“

Zeitgemäße Betrachtungen zur

Berufswahl für Ingenieure

Von

Dr. A. Riedler

Königl. Geh. Reg.-Rat und Professor an der Technischen Hochschule zu Berlin
Mitglied des Herrenhauses

Berlin W.
Verlag von M. Krayn
1918

Inhalt.

1. Grundlagen.

Bei der Beurteilung von Berufsfragen im vorliegenden Zusammenhang kann von folgenden Tatsachen ausgegangen werden:

Berufsfragen der Ingenieure und die nachdrückliche Forderung des Tages: „Freie Bahn den Tüchtigen" ergeben Widersprüche, die aufzuklären sind.

Ist der Berufsschutz notwendig, dann muß er sinngemäß ausgebaut werden. Ist er schädlich, so gelten dieselben Gründe, die gegen den Ingenieurschutz sprechen, auch gegen den Schutz anderer Berufsrichtungen, dann muß er beseitigt werden, aber allgemein, auch bei den alten Berufsarten.

Die „gelehrten" Berufe sind geschützt, und zwar durch ihren Namen, der den „studierten" Beruf öffentlich-rechtlich kennzeichnet.
Die Voraussetzungen des Schutzes sind immer eine bestimmte Hochschulbildung und die Ablegung von Prüfungen.

Die gemeine Meinung setzt in Verbindung mit dem geschützten Namen auch die zugehörige Vorbildung voraus.

Die Gesetzgebung hat für die „studierten" Berufe eine unterscheidungskräftige Kennzeichnung des Berufsnamens geschaffen.

Sie hat für diese Berufe auch eine öffentlich-rechtliche Vertretung durch Kammern geschaffen.

Für Ingenieure gibt es keinen Berufsschutz, obwohl ihre Hochschulbildung für gleichwertig mit der der älteren akademischen Berufe erklärt wurde.

Die freie Bahn ist daher dem „Tüchtigen" im Ingenieurberuf ohne weiteres hindernislos offen, und es liegen genügende Erfahrungen vor, um beurteilen zu können, was die bisherigen und die kommenden Folgen sind.

Die Bahn ist hingegen dem „Tüchtigen" verschlossen in den älteren geschützten Berufen.

Die Erlangung ihrer Berufsnamen ist ohne die vorgeschriebene Hochschulbildung und ohne die abschließenden Prüfungen entweder überhaupt nicht möglich oder nur in sehr seltenen Ausnahmefällen.

„Titel"-Fragen stehen hier nicht zur Erörterung. Titelsucht ist in jeder Form abzuweisen.

Die Behandlung von Standesfragen als Titelfragen hat den Ingenieuren geschadet und viele abgeschreckt. Gerade deshalb müssen die tatsächlichen Verhältnisse hier klargelegt werden.

Diese Klarlegung darf nicht von Wünschen und Bestrebungen der Ingenieure ausgehen; sie darf sich nur auf allgemeine Rechtsgrundsätze stützen.

2. Schutz gegen Irreführung.

Treu und Glauben sind die Grundlage jedes Gemeinlebens; sie in alle Rechtsordnung einzuführen, Mißbräuche und Irreführungen zu verhindern, sind wichtigste Aufgaben des Staates.

Regierung wie Volksvertretung, Verwaltung und Standesvertretungen sind bemüht, diese Grundsätze für viele Berufstätigkeiten durchzusetzen und alles zu verhindern oder unschädlich zu machen, was diesen Grundsätzen widerspricht. Sie sind insbesondere bemüht, alle Irreführung durch fragwürdige Bezeichnungen zu verhindern.

Die gesetzlichen Bestimmungen gegen unlauteren Wettbewerb, über Namens- und Ursprungsschutz, Einzelheiten der Gewerbeordnung, des Handelsrechts, strafrechtliche Bestimmungen gegen unrechtmäßige Berufsbezeichnung, gegen die Anmaßung von Würden und Auszeichnungen usw. kennzeichnen Wege und Ziele des Staates auf diesen für die Allgemeinheit wichtigen Gebieten.

Warenzeichen, Schutzzeichen aller Art werden eingetragen und genießen Rechtsschutz. Vorher wird aber in erster Linie darauf gesehen, daß die erforderliche Unterscheidungskraft gegenüber anderen Zeichen vorhanden ist, damit Irrtümer ausgeschlossen und nicht fremde Waren mit der geschützten verwechselt werden. Es wird im besonderen darauf gesehen, daß das geschützte Zeichen von den bereits vorhandenen, auch von den nicht eingetragenen, verschieden ist. Das ist allgemeingültiger Rechtsgrundsatz.

Auch Berufe sind geschützt. Berufsvereinen ist das Recht gegeben, die Berufsbezeichnung zu hüten zur Reinhaltung des Berufs und damit auch seiner Ausübung.

Gegenüber dem Ingenieurberuf hat die Verwaltung die amtliche Bezeichnung für den Vollgebildeten so gewählt („Diplom-Ingenieur"), daß sie sicher verwechselt werden muß mit der schon vorhandenen Bezeichnung „Ingenieur". Das gewählte Mittel für die gewollte Hebung des Ingenieurberufs ist daher untauglich.

Es ist mir seinerzeit als Rektor der Berliner Technischen Hochschule nicht gelungen, Althoff und den Minister bei der Schaffung dieser unglücklichen Bezeichnung davon zu überzeugen, daß sie unwirksam bleiben und Schaden bringen müsse.

Der Name Arzt war früher für Heilbeflissene aller Art üblich, war kein unterscheidender Name für hochschulgebildete Heilkundige. Jetzt aber unterscheidet er die zu seiner Führung Berechtigten von allen anderen, die ein Heilverfahren ausüben und darin auch gar nicht gehindert werden sollen.

„Diplom-Ingenieur" ist ganz verfehlt, schon deshalb, weil „Diplom" nichts Wesentliches besagt, weil Diplome auch andere erwerben können, Heilkneter, Hebammen, Gärtner, Gehilfen aller Art, und weil der Name Ingenieur die Verwechslung mit allerlei Technikern, die sich ja Ingenieure nennen dürfen, unvermeidlich macht.

Es war auch die Absicht der Verwaltung, diese Gruppe von Technikern nicht zu stören: das ergäbe zu viele „Weiterungen" mit der Industrie, wie Althoff meinte.

Das Verfehlte bei der Bezeichnung ist eben die Hinzufügung des Wortes „Ingenieur". Dadurch ist der Träger des neuen Namens nicht sicher unterschieden; Mißverständnisse und Mißbrauch werden hervorgerufen, statt verhindert. Der eindeutige, unterscheidende Name, das Wesentlichste, fehlt für den Ingenieurberuf.

Die Berufsbezeichnung der akademischen Techniker ist daher ungünstiger gestellt als selbst eine Warenbezeichnung; sie widerspricht den Rechtsgrundsätzen, die angewendet werden, um ungewollte Verwechslungen oder beabsichtigte Täuschungen zu verhindern. Sie entspricht nicht der Wertung der Hochschulbildung, die beim Arzt, beim Rechtsanwalt und selbstverständlich bei allen Beamten streng durchgeführt ist und einen wesentlichen Teil des Staatsbaus bildet.

Die geschichtliche Entwicklung hat es mit sich gebracht, daß einigen Berufsnamen das Wesen eines Titels zukommt. So wird besonders in Süddeutschland die Bezeichnung „Ingenieur" als Titel gebraucht. Im ganzen Reich wird sie auch als Deckung von Schwindlern verwendet, weil Berufstitel und vermeintliche Hochschulbildung sich hier in der öffentlichen Wertung decken. Das ist bei keinem anderen höheren Berufe der Fall, nur hier, zum Schaden der hochschulgebildeten Techniker.

Solche Schädigung der wissenschaftlichen Technik entspricht nicht dem Sinn und der Absicht des landesherrlichen Gesetzgebers, dessen Absicht klar ausgesprochen war: das Ansehen der akademisch-technisch gebildeten Ingenieure entsprechend der Wichtigkeit ihrer Bildung und ihres Berufs zu erhöhen, sie gleichberechtigt neben die Angehörigen der alten „gelehrten" Berufe zu stellen, den Beruf zu heben.

Heben heißt aber vor allem andern, die Berufsangehörigen nicht mit anderen verwechseln zu lassen oder gar zu solcher Verwechslung beizutragen. Durch das Eintreten des Landesherrn scheidet die Frage aus, ob die Hochschulgebildeten eine besondere Berufsbezeichnung verdienen. Sie ist durch den Landesherrn schon entschieden, die Verwaltung hat aber eine untaugliche Bezeichnung vorgeschlagen und eingeführt.

3. Ungleicher Schutz der „studierten“ Berufe.

Der Schutz der „gelehrten“ Berufe ist tatsächlich durchgeführt. „Gelehrt“ ist der gangbare Ausdruck, geschützt sind die maßgebenden „studierten“ Berufe, die nur durch ein besonderes Studium erreichbar sind und dann unter diesem Schutz ausgeübt werden.

Die Namen dieser wissenschaftlich gekennzeichneten Berufe sind durch Gesetz geschützt, mit der Wirkung, daß die allgemeinen und besonderen Schutzbestimmungen der bestehenden Rechtsordnung auf den besonderen Fall restlos zur Anwendung gebracht werden können.

Die Namen „Arzt“ und „Rechtsanwalt“ sind als Standesbezeichnungen geschützt, der Name Arzt für den Angehörigen der wissenschaftlichen Heilkunde (Gewerbeordnung 1869), der Name Rechtsanwalt für den wissenschaftlich vorgebildeten Angehörigen der freien Rechtspflege (Strafgesetzbuch 1871).

Der Name „Ingenieur“ oder ein anderer berufsbezeichnender Name ist nicht geschützt, obwohl der Kaiser durch sein Eintreten die wissenschaftlich gebildeten Ingenieure und ihren Beruf heben wollte.

Der Name „Diplom-Ingenieur“ ist kein geeigneter Schutz des „gelehrten“ Berufs der wissenschaftlich vorgebildeten Sachkundigen, er ist überhaupt nicht zur Berufsbezeichnung geworden und kann es seiner Art nach auch niemals werden.

Die Absicht des Kaisers, den Beruf zu heben, verlangt zu ihrer Verwirklichung einen eindeutigen Namen, der die Ingenieure fördert, insbesondere in der Oeffentlichkeit, in der Berufsbetätigung; der den Nachwuchs fördert, auf den der Kaiser besonders hingewiesen, der den Ingenieuren und der wissenschaftlichen Technik im Wirtschaftsleben und im öffentlichen Leben hilft und dem Staate selbst in seinen vielfältigen lebenswichtigen technischen Aufgaben.

In allen diesen Richtungen ist das Gegenteil erreicht. Die Absicht des Kaisers ist durch untaugliche Mittel vereitelt.

Die Verwechselbarkeit der Bezeichnungen „Diplom-Ingenieur" und „Ingenieur" ist von maßgebenden Stellen zugestanden worden. Die Kennzeichnung durch das Wort „Diplom" wird seit langem nachgeahmt. Fachschulen und „Akademien" bezeichnen ihre Schüler als „Diplom"-Ingenieure, andere unter Zwischenschaltung eines Sonderberufs: Dipl.-Brauerei-Ingenieur, Dipl.-Garten-Ingenieur, Dipl.-Feuerversicherungs-Ingenieur. Auch Diplom-Oberingenieure, Diplom-Kaufleute, Diplom-Handelslehrer, Diplom-Bibliothekare usw. gibt es.

Diplomtitel sind selbst bei Universitäten und Handelshochschulen neuerdings eingeführt im Zusammenhang mit behördlich genehmigten akademischen Berufsbezeichnungen, aber „Diplom" ist dabei das Kennzeichen der Akademiker ohne Reifeprüfung, also einer minderen Gattung, der der volle akademische Grad nicht zukommt. Der „Diplom-Nationalökonom" ist von Jena für solche Personen geschaffen, die mangels des Reifezeugnisses die vollgültige staatswissenschaftliche Prüfung nicht ablegen können.

Das ist ein Seitenstück zur Staatseisenbahnverwaltung, die ihre nicht akademisch gebildeten Hilfskräfte „Ingenieure" nennt und sich damit an der Herabdrückung der Berufsbezeichnung sehr wirksam beteiligt.

Gerichtliche Entscheidungen liegen vor, auch vom Reichsgericht, immer in dem Sinne, daß der Titel „Ingenieur" in Verbindung mit „Diplom" als sprachübliche Wiedergabe eines Tatbestandes auch von Personen geführt werden darf, die keine Technische Hochschule besucht haben.

Die vom Kaiser gewollte Standeshebung ist daher ins Gegenteil gekehrt worden. Weder die Bezeichnung „Diplom" noch „Ingenieur", noch die Verbindung beider ist geschützt, wahrscheinlich also nur die deutsche Schrift. Hierüber liegt noch kein Gerichtsurteil vor, wohl aber die Meinung von Verwaltungsbeamten, daß jedermann die Bezeichnung „Diplom-Ingenieur" führen dürfe, wenn er sich der deutschen Schrift enthalte.

4. Schädigung der Tüchtigen.

Die öffentliche selbständige Betätigung des Ingenieurs ist durch den fehlenden Schutz gehemmt.

Der technische Beruf erschöpft sich jetzt fast vollständig im Angestelltenverhältnis. Die technische Tatkraft wird dazu verwendet, den Großbetrieb in Bewegung zu erhalten, neue Gebiete wissenschaftlich und technisch zu durchdringen, technisches Neuland zu bearbeiten und Zukunftsaufgaben zu fördern, alles nur für Erwerbsunternehmungen.

Jedes öffentliche Wirken, jede Betätigung in den Reichs-, Landes- oder städtischen Vertretungen ist so gut wie ausgeschlossen, wegen des Angestelltenverhältnisses und wesentlich wegen des fehlenden Berufsschutzes, weil der jetzige mißbrauchte Name inmitten des Getriebes oft unlauterer Wettbewerber eine freie gehobene Tätigkeit nicht zu fördern vermag.

Genügender Einfluß auf den Lauf öffentlicher Angelegenheiten ist nur möglich durch selbständige Kräfte im freien, angesehenen Berufsverhältnis. Einem Berufe, dem das öffentliche Ansehen fehlt, werden sich die Tüchtigsten nicht zuwenden. Die Schädigung ist aber infolge der herrschenden Zustände eine noch viel stärkere.

Der Aufstieg der Tüchtigen wird von Anbeginn an geschädigt, weil die Fragen des wirtschaftlichen Nachwuchses mit dem Berufsschutz und mit der Art der Berufsbetätigung entscheidend zusammenhängen.

Der Nachwuchs und seine Schulung ist eine Lebensfrage nicht bloß für die Ingenieure und für die schaffende Technik, sondern auch für unser Dasein als Volk und für unsere Entwicklung. Auf allen Gebieten wird die Menschenfrage immer wichtiger, der Aufwand an Bildungszeit, sowie die Möglichkeit selbständigen Schaffens. Die Menschen und die Zeit, die Lebensjahre vor der schaffenden Tätigkeit, sind immer höher zu werten.

Der jetzige Zustand gefährdet den Nachwuchs für die Ingenieurbildung. Die Jugend sieht vor sich ein mühevolles, zeitverschlingendes Hochschulstudium und wird nachher, auch bei höchstem Mühen und Streben, zusammengeworfen mit beliebigen anderen „Angestellten". Der junge Ingenieur sieht sich sogar geringer bewertet als die Hilfskräfte, weil diese sich während seiner Primaner- und Hochschulzeit schon in die laufende Teilarbeit der Großbetriebe einüben konnten.

Der Nachwuchs und unter ihm die vielen berufenen Tüchtigen werden dem technischen Studium fernbleiben bei solchem Mißverhältnis zwischen Aufwand und Wertung. Gerade besonders Veranlagte werden einen Beruf meiden, der kein öffentliches Ansehen genießt und den sie so widersinnig gegliedert sehen, dem allein unter den wissenschaftlichen Berufen der wirksame gesetzliche Schutz versagt wird zugunsten der Massen-, Teil- und Hilfsarbeiter.

Dann wird die heimische Volkswirtschaft nicht mehr ausreichend von wissenschaftlicher Arbeit und Vertiefung durchdrungen werden, um die uns das Ausland bisher so sehr beneidet hat, das sich mit größten Mitteln müht, unsern Vorsprung einzuholen.

Der einzig gangbare Weg der planmäßigen vollen Ausbildung vieler wird erschwert. Der natürliche Nachwuchs wird gehemmt, der Aufstieg der vielen Tüchtigen wird in einer der wichtigsten Richtungen geschädigt, der tüchtige Nachwuchs wird abgeschreckt. Dafür wird außerhalb des gangbaren Weges das Tor weit geöffnet. Aber dorthin führen keine ausreichenden Bildungszugänge, von dort kommen nur einige Ausnahmemenschen.

Das heißt die vielen Tüchtigen vom natürlichen Werdegang verjagen und darauf warten, daß der Zufall, trotz der verkehrten Maßnahmen, einige Ausnahmen heranbringt, in ein Arbeitsgebiet, wo beste Ausbildung gerade gut genug ist und wirkliche Führer lebenswichtig sind.

Das Schlagwort: „Freie Bahn den Tüchtigen!" treibt demnach jetzt schon merkwürdige Blüten.

Es müssen gesunde, der geschichtlich gewordenen deutschen Eigenart entsprechende Verhältnisse auch in der Technik geschaffen werden. Oder es muß die Jugend vor dem Aufwand kostbarer Lebensjahre bewahrt werden und vor sicheren Enttäuschungen auf so schlecht geordneten Gebieten. Viele Menschenschicksale stehen in Frage.

Der Nachwuchs kann nur gesichert werden, wenn der Berufsschutz eindeutig wirksam durchgeführt wird, wenn die wissenschaftlich Vorgebildeten unterschieden werden von ihren Hilfskräften. Nur dadurch kann genügender Anreiz geboten werden, daß dem schwierigen technischen Studium, den technischen Wissenschaften dauernd viele befähigte Köpfe zuströmen.

Den künftigen Trägern des wissenschaftlichen Fortschritts wird jetzt ein durchgreifender, jeden Mißbrauch ausschließender Schutz versagt. Die Fachschulen, die Gewerbeschüler werden gefördert, die Nichthochschüler werden im Beruf und außerhalb desselben den Hochschulgebildeten gleichgestellt, absichtlich mit ihnen vermengt, Bestrebungen, die andere wissenschaftliche Berufe nicht kennen.

5. Gewerkschaftlicher Kampf.

Der geschilderte Zustand ist auch sozialpolitisch unhaltbar und für die Großwirtschaft selbst schädlich.

Nicht jedermanns Sache ist es, als Heilmittel gegen unrichtige Wertung an den wirtschaftlichen, gewerkschaftlichen Zusammenschluß aller Angestellten zu denken, an ihren gemeinsamen Klassenkampf gegen die Erwerbsunternehmungen. Der natürliche — jetzt noch vorhandene — Zustand ist der, daß die Ingenieure, wesentlich wegen ihres höheren Bildungsstandes, die Vertrauenspersonen der Arbeitgeber sind, und daß sie tatsächlich nur in deren Sinne denken und wirken.

Das muß durchaus nicht so sein, ohne die Gegenleistung, daß die Arbeitgeber auch diesen Bildungsstand öffentlich würdigen, und daß sie nicht hemmend gegen den Ingenieurstand handeln. Mit anerkennenden allgemeinen Redensarten ist es nicht getan.

Das muß nicht so sein, vor allem nicht bei den eigentlichen Trägern der Industriebetriebe, bei den Betriebsingenieuren, die oft ihre Haut zu Markte tragen, indem sie aus Arbeitern und Maschinen den Höchstertrag herauszuholen suchen.

Hier muß Wandel geschafft werden. Sich selbst überlassen endet der Wandel im Klassenkampf, richtig geleitet kann er beiden Teilen frommen.

Jetzt schon sind zunehmend die Bemühungen erkennbar, das Recht der Angestellten zu „vereinheitlichen". Das ist die offensichtliche Grundlage für den gewollten gewerkschaftlichen Kampf, an dem auch die Ingenieure teilnehmen sollen, der Kampf aller Angestellten gegen die Arbeitgeber.

Die Führer dieser Bewegung trachten schon lange danach, auch die Hochschulgebildeten zu gewinnen. Der Zusammenschluß wird auch sicher erfolgen, wenn der kurzsichtige Teil der „Industrie“ seinen Standpunkt gegenüber dem Berufsschutz nicht ändert.

Der gewerkschaftliche Kampf sollte verhindert werden zum Nutzen einer gesunden heimischen Wirtschaft und zugunsten wertvoller sozialer und Veredlungsbestrebungen. Der Kampf wird aber heraufbeschworen, wenn wie bisher die Hochschulgebildeten, die künftigen Vertrauensleute, absichtlich mit den vielen Teilarbeitern zusammengeworfen werden.

Die Folgen werden zweifellos verheerend sein, wenn die bisherige ständische Gesellschaftsordnung verschwindet und die Wertung der Menschen nur noch nach klassenpolitischen Gesichtspunkten erfolgt, nur nach dem Besitz, nach der Größe des Einkommens, wie dies ja schon vielfach der Fall ist.

Die herrschende Großwirtschaft vermehrt endlos das Heer der von ihr Abhängigen, ihrer „Angestellten“, die schließlich sämtlich auf die Stufe der Lohnempfänger zu stehen kommen.

Die gangbare, jetzt besonders mißbrauchte Redensart des Tages von der freien Bahn für die „Tüchtigen“ paßt nicht. Denn gerade die Begabten werden von solcher Gleichmacherei nichts wissen wollen; gerade Persönlichkeiten starker Art und Veranlagung streben nach freier Betätigung in beruflicher Höchstleistung. Gerade von solchen selbständig strebenden Kräften ist Bereicherung der Einsicht und des Fortschritts zu erwarten und damit auch wirtschaftlicher Erfolg.

Die Gleichmacherei in der langen Reihe der im Wirtschaftsbetrieb Angestellten, ohne Scheidung zwischen höchster, mit Mühen und Opfern an Zeit und Geld errungener Bildung und Hilfskräften, hält beste Kräfte, die Tüchtigsten, von den schwierigen technischen Berufen fern, sie wenden sich frühzeitig den verständig aufgebauten Berufen zu. Und die Erwerbsunternehmungen schädigen sich selbst durch den Widerstand gegen die klare Berufsbezeichnung.

6. Staat und unabhängige Sachkundige.

Die Allgemeinheit, der Staat bedarf auf vielen wichtigen Gebieten unabhängiger technisch Gebildeter, die ihm jetzt bitter fehlen, er bedarf ihrer noch mehr zu den schwierigen Aufgaben der nächsten Zeit.

Der Staat selbst ist gezwungen, bei neuen Aufgaben oft zu ganz unzweckmäßigen Aushilfen zu greifen oder die staatlich geprüften Techniker der Bauverwaltung heranzuziehen, die aber nur für eine Sonderrichtung ausgebildet sind und außerhalb der Bauverwaltung dem Staate wenig dienen können.

Z. B. für die Ueberwachung von schwierigen Baukonstruktionen, besonderen Maschinenanlagen und ihren Teilen, Starkstromleitungen, Kraftfahrzeugen usw. sind sie nicht geeignet. Beim Aufgebot des Heeres und im Kriege hat sich die Unzulänglichkeit der staatlichen Fürsorge auffällig gezeigt.

So wurden wegen Mangels an vollwertigen selbständigen Ingenieuren u. a. die Dampfkesselrevisionsvereine, deren Fachleute in ganz anderer Richtung erfahren sind, mit der Ueberwachung von verschiedenen Betrieben und Betriebseinrichtungen, auch mit der Kraftwagenprüfung betraut, oder die staatlichen und städtischen Baupolizeibehörden, die solchen Aufgaben gar nicht gewachsen sein können.

Alle diese Dienststellen fühlen die ihnen zugemutete Arbeit als schwere Belastung; sie waren gezwungen, zur Bewältigung der Arbeit Ingenieure vorübergehend und in nichtamtlichem Dienstverhältnis zu verpflichten. Daß hierbei keine hervorragenden Kräfte zu erlangen sind, ist selbstverständlich. Daher die Uebelstände.

Es fehlt eben gänzlich ein Stamm selbständiger wissenschaftlich gebildeter Ingenieure, es fehlt die eindeutige Berufsbezeichnung, und der Staat ist gezwungen, wichtige Arbeit ganz ungeeigneten Stellen zu übertragen.

Es fehlt an behördlich anerkannten Stellen, von denen begangene Fehler in der Durchführung behördlicher Geschäfte auf technischen Gebieten, überhaupt Verstöße in der Durchführung technischer Arbeit, Berufsverfehlungen verfolgt werden.

Die Aufgaben des Staats, abhängig von hohen technischen Leistungen, werden immer wichtiger; dem Staate fehlen aber die erfahrenen Kräfte, weil der Berufsschutz und ein selbständiger vielseitiger Berufsstand fehlt.

Einige Beispiele genügen für viele:

Das Verkehrswesen beeinflußt alles Leben und Schaffen, und alle Volks- und Erwerbswirtschaft hängt mit Verkehrsfragen entscheidend zusammen. Der Staat aber, der leiten muß, verfügt über keine Verkehrsfachleute, nur über Volks- und Staatswirtschaftler und über Fachleute der einzelnen Verkehrsmittel: Brücken, Wege, Wasserstraßen, Schiffe, rollendes Gerät usw. Die Zusammenfassung fehlt.

Das Siedlungswesen, das immer mehr an Bedeutung gewinnt, folgt einem planlosen Werdegang, weil planmäßige, erfahrene technische Mitwirkung fehlt. Universitätsgebildete, Rechtskundige und Volkswirtschafter befassen sich damit. Sie und die Regierung fühlen ihre Unzulänglichkeit gegenüber der Ueberfülle von technischen Aufgaben, die zu bewältigen sind: Aufgaben des Hoch- und Tiefbaus, des Straßen- und Wegebaus, des Verkehrswesens, der Luft-, Licht-, Wasser- und Kraftwirtschaft usw. Denn alles will planmäßig vorausbedacht, mit überlegener, zusammenfassender Erfahrung durchgeführt sein, soll nicht das wild Heranwachsende schwere Gebrechen bringen.

So wendet sich denn der Staat an die staatlich geprüften Baubeamten; die sind aber sachkundig entweder nur im Hochbau oder im Tiefbau oder Straßenbau, oder in einem Teil der Verkehrsmittel usw., daher selten ausreichend.

Da die leitenden Behörden keine Sachkundigen zur Hand haben, so werden von „Fall zu Fall" technische Sachverständige „zugezogen". Für solche Zufallstätigkeit, außerhalb der führenden, sind aber nie beste Kräfte zu haben.

Alles das sind Folgen eines fehlenden selbständigen Ingenieurberufs, aber auch Folgen der einseitigen Fachausbildung, die von Amts wegen betrieben wird, Folgen der Spaltung der Hochschulen in eine Gruppe von Fachschulen ohne jeden inneren Zusammenhang, ohne Zusammenwirken auf Grenzgebieten, gerade den wichtigsten der kommenden Zeit.

Hier ist die „Bahn dem Tüchtigen" nicht offen, es fehlt die Möglichkeit freier Ingenieurtätigkeit. Der Schutz ist einseitig mit dem Staatsbaudienst verbunden.

Ein anderes Beispiel weist ähnliche Mängel:

Unsere Zukunft hängt entscheidend von der Brennstoffausnutzung ab. Im Gegensatz zur Gepflogenheit der herrschenden Ertragswirtschaft muß an den Naturschätzen gespart werden, schon aus Gründen der Landesverteidigung, weil alle großen Steinkohlenlager nahe den Reichsgrenzen liegen und unter Umständen die Binnenlager an armen Brennstoffen den Eisenbahnverkehr sichern müssen. Das bedeutet die Lösung gewaltigster technischer Aufgaben: den elektrischen Betrieb der Vollbahnen mit Braunkohlenkraftwerken und mit Oelmaschinen. Außerdem müssen unsere Naturschätze besser ausgewertet werden, denn wir haben nur wenige Zahlungsmittel für den Weltmarkt, der uns so viele Rohstoffe liefern muß.

Für den Staat und für das Volksleben sind solche wichtigste Angelegenheiten richtig zu leiten. Woher soll die Regierung die Tüchtigen nehmen? Aus dem Staatsbaudienst, der im Bereich des Maschinenwesens nur einen geringen Teil der Verkehrsmittel umfaßt? Oder aus dem technischen Wirtschaftsleben?

Die Erwerbswirtschaft muß den nächstliegenden Ertrag erzielen und wird es dahin bringen, daß unsere Braunkohlenschätze im Verlauf eines Menschenalters verbraucht sein werden.

Viele Sachkundige der Ertragswirtschaft können und wollen überhaupt nicht mehr volkswirtschaftlich denken oder handeln, denn selbst ihr technisches Schaffen ist ganz von den Geldkräften abhängig.

Wo findet die Regierung beim Fehlen eines selbständigen Ingenieurstandes die Tüchtigen, die sie braucht, um wirklich zu führen? Wo findet sie die vielseitig Sachkundigen, unabhängig von der Erwerbswirtschaft?

Technisch handelt es sich hierbei um gewaltigste, vielseitige Aufgaben: um Brennstoffauswertung, um die sogenannten „Nebenprodukte", die wichtige Wertstoffe sind, um die Veredlung der Brennstoffe, um die Schaffung von Verbrennungsturbinen an Stelle der wärmevergeudenden Dampfmaschinen, die im besten Durchschnitt ein Zehntel der Wärme in Nutzarbeit umwandeln und den großen „Rest" verschleudern, die in Lokomotiven kaum 4 Hundertstel ausnutzen und 96 in die Luft entsenden.

Das und die erwähnten großen Verkehrsaufgaben sind die nächste Zukunft, und in der Gegenwart hat die Regierung, die führen soll, Sachkundige in ausreichender Zahl nicht zur Verfügung, ist auf ihre eigenen, nur in engen Grenzen erfahrenen Fachtechniker und die Sachkundigen der Erwerbswirtschaft angewiesen.

Tüchtige wenden sich lieber geschützten Berufen zu, wo sie für ihr mühevolles Studium eine Gegenleistung finden, wo keine Hintertreppen zum Berufe führen, für Außenseiter ohne die erforderliche Vorbildung.

7. „Ingenieur"-Vertretungen.

Berufs- und Fachvertretungen erlangen immer größere Bedeutung, weil die Regierung in deren Aeußerungen Urteile einer ganzen Berufsgattung sieht. Es kommt daher darauf an, daß diese Vertretungen, Vereine usw. tatsächlich den Berufsstand vertreten, den ihr Name anzeigt. Die technische Arbeit als solche bedarf keiner Vertretung, denn sie ist durch die Verbände der großen Erwerbsunternehmungen in der Lage, ihre Wünsche und Bedingungen der Regierung und den Gesetzgebern sehr nachdrücklich mitzuteilen.

Nur bei vollständiger Verkennung der tatsächlichen Machtverhältnisse könnte angenommen werden, ein Ingenieurverein habe die Aufgabe, für erwerbswirtschaftliche Zwecke zu wirken, oder er habe genügenden Einfluß, um wirkliche Ingenieurziele erfolgreich anzustreben, wenn er seine Tätigkeit mit erwerbswirtschaftlichen Angelegenheiten des Großbetriebs vermengt. Macht und Einfluß sind ganz auf Seiten der wirtschaftlichen Verbände der Großunternehmungen.

Der „Verein deutscher Ingenieure" mit den Fachleuten und Hochschullehrern, die an ihm hängen, ist eine so eigenartige Vereinigung, daß er hier im Zusammenhang erwähnt werden muß. Der Verein wirkt im Sinne einer Minderheit der Industrie, spricht und handelt aber in wichtigen Angelegenheiten namens der Industrie, obwohl wichtigste Zweige, wie etwa die chemische Großindustrie, mit den Bestrebungen dieses Vereins nichts gemein haben.

Der Name des Vereins bezeichnet einen Berufsverein, was er nicht ist. In seinen für die Oeffentlichkeit bestimmten Eingaben und Kundgebungen bezeichnet er die Ingenieure als akademische Berufstreibende, so daß er als *akademischer* Standesverein erscheint, was er nicht sein kann. Er hat mit Nachdruck verkündet, daß er für „Ingenieure“ dieselbe Höchstbildung verlange wie für andere führende Berufe, handelt aber diesem Grundsatz entgegen. Nicht einmal ein Viertel seiner Mitglieder sind Vollhochschüler. Seine Bestrebungen führen zu einseitiger Förderung der Gewerbeschulen und der Hilfskräfte und zur Vermischung der Akademiker mit den Gewerbeschülern. Wirkliche Ingenieure und Hochschullehrer leisten ihm Gefolgschaft und verhindern dadurch die öffentlich-rechtliche Scheidung der Hochschüler von den Hilfskräften.

Der Verein segelt daher unter täuschender Flagge, er ist kein Verein, der den Berufszielen der *Ingenieure* dient.

Der Verein muß möglichst viel Mitglieder anziehen, und er muß vom Erwerbsleben Mittel erlangen durch Geschäftsanzeigen in seiner Zeitschrift, die allein den Verein ernähren. Daher seine Abhängigkeit. So nimmt denn der Verein auch Personen auf, die eine Ausbildung als Ingenieur nicht nachweisen können. Ohne die Geldquelle der Geschäftsanzeigen würde er nicht einmal seine Zeitschrift erhalten können, auf der sein Einfluß beruht.

Mit „*Klassenfragen*“ darf sich der Verein nicht befassen, das verbietet seine Zusammensetzung, die Vermischung von Arbeitgebern und Arbeitnehmern; das verbietet auch seine Abhängigkeit.

Mit *Standesfragen* aber beschäftigt er sich; das *verbietet* ihm seine Zusammensetzung anscheinend nicht. Hier kämpft er und wirkt er für Gleichmacherei. Denn das *gebietet* seine Abhängigkeit von dem Teile der Industrie, der in ihm vertreten ist. Also immer die falsche Flagge.

Durch sein bisheriges Auftreten hat dieser Verein die Ingenieure als *Stand* geschädigt. Er spricht stets namens „der deutschen Ingenieure“ und namens „der Industrie“, wie einige politische Parteien ja auch namens „des deutschen Volkes“ sprechen.

Nur in dem in ihm vertretenen Teile der Maschinenindustrie herrscht die Besorgnis, nie deutlich ausgesprochen, aber sehr deutlich wirkend, daß der Schutz des Berufsnamens auf das Einkommen der Ingenieure steigernd wirken werde, obwohl jeder Sachkundige weiß, daß nur Angebot und Nachfrage und die Leistung entscheiden.

Außerhalb des Vereins wirken größte Gewerksherren. Ihre Mehrheit, unter ihnen die Vertreter größter Industrien, wie der chemischen, steht solcher unbegründeten Engherzigkeit ganz fern, sie fordert und fördert nur beste Hochschulbildung. Diese Führer der Industrie wissen, daß sie Auslese unter den Höchstausgebildeten treffen müssen, sie dulden und fördern auch keinerlei Mischung mit Halbgebildeten und sind weitsichtig genug, gegen die Gleichmacherei und ihre Folgen aufzutreten. Diese Verständigen fehlen aber in der Leitung des Vereins deutscher „Ingenieure".

Der Vorstand des Vereins hat bei vielen Anlässen Schlagworte geprägt und widerspruchsvolle Erklärungen abgegeben; erst jetzt finden diese im Kreise seiner hochschulgebildeten Mitglieder Widerspruch, der aber noch nicht tief greift, denn sonst würden sie den Verein verlassen, worauf die Vereinskasse und die Vereinstätigkeit sofort „neu orientiert" werden müßten, sollte der Verein nicht zusammenbrechen.

Neuerdings sieht sich die Vereinsleitung doch veranlaßt, auf den Ingenieurschutz einzugehen. Die Verwirklichung ihrer Vorschläge würde aber die Zuerkennung der Berufsbezeichnung ganz der Willkür preisgeben, und die Rechtsunsicherheit und die verworrenen Verhältnisse würden bleiben. Gerade das soll durch die gesetzliche Regelung beseitigt werden. Der Rechtsschutz soll dem Namen „Ingenieur" den Inhalt geben, den er als Kennzeichen der akademischen Vorbildung in der Allgemeinheit längst hat, in Wirklichkeit aber nicht besitzt.

Im Verein herrschen die Redensarten: „Keine Klassenunterschiede", „Bahn den Tüchtigen!" Gemeint ist immer die Förderung der Nichthochschüler. Das Ende solches Strebens wird und muß sein, daß sich auch die wirklichen Ingenieure nur als Angestellte, als Lohnempfänger, unter Verzicht auf die ständische Gliederung mit den „übrigen" Hilfskräften zum gewerkschaftlichen Klassenkampfe vereinigen.

Dann haben diese einseitigen Vereinsleute, was sie seit Jahrzehnten fordern: keinen Ingenieurstand, dafür aber gewerkschaftlich gescharte Lohnempfänger, die als unterschiedslose „Klasse" von Arbeitnehmern nur einen gemeinsamen Gegner kennen, den „Ausbeuter"!

Als Gegenbild können die Verhältnisse in Oesterreich dienen.

Dort hat die bestehende große Ingenieurvereinigung seit jeher nur vollwertig Gebildete aufgenommen und ausnahmslos den Nachweis der Prüfungen verlangt. Einheit der Mitglieder ist ihr wichtiges Kennzeichen, Einheit trotz vieler Fachrichtungen. Die Hochschulbildung ist das Wesentliche, die besondere Fachrichtung das Nebensächliche. Der Oesterreichische Ingenieur- und Architektenverein umfaßt alle technischen Gebiete. Und gerade durch diese Einheit hat er Ansehen und Einfluß. Die kleinliche Scheidung nach Sonderrichtungen, wie bei uns, fehlt. So ist der Verein fähig zur Standesvertretung und bedarf keiner irreführenden Schlagworte. Und zudem ist er unabhängig von der Erwerbstechnik und ihren Verbänden und Geschäftsanzeigen.

Der Verein deutscher „Ingenieure" hat in Oesterreich auch Verbindung gesucht, ist dabei aber abgefallen; die österreichischen Vereine haben die Reinheit des Berufs gewahrt. So hat denn der deutsche Verein dort seinen eigenen Bezirksverein aufgetan, als Zuflucht für die Technikanten, die der angesehene österreichische Verein nicht aufnimmt. Und als die österreichischen Ingenieure endlich den gesetzlichen Schutz der Berufsbezeichnung „Ingenieur" erreichten, haben die deutschen Brüder alsbald ausgerufen: Bei uns ist das ganz anders, solch gesetzlicher Schutz paßt nicht für unsere „ganz anderen Verhältnisse"! Wir wollen keine „Klassengegensätze", „die freie Bahn den Tüchtigen" darf bei uns nicht versperrt werden, nämlich den Gewerbeschülern. In Wirklichkeit bestehen die „anderen Verhältnisse" bei uns nur in der herrschenden politischen Blindheit unserer Ingenieure.

Eine Wirkung des Schutzes in Oesterreich ist, daß die Behörden dort den deutschen Diplom-Ingenieuren diese Berufsbezeichnung untersagen, weil wir keinen Ausgleich bieten. So bringt die rechtliche Ungleichheit, das Fehlen der Gegenseitigkeit unvermeidlich unseren Fachgenossen unmittelbaren Schaden.

8. Standesvertretungen.

Die unbefriedigende öffentliche Vertretung des Ingenieurstandes in unserer Zeit, wo Standes- und Berufsziele allerorter eifrigst geltend gemacht werden, läßt sich durch ein Beispiel kennzeichnen, dem auch eine augenblickliche besondere Wichtigkeit zukommt. Schon dieses Beispiel zeigt, daß die bedauerliche rechtliche Lage unseres Ingenieurstandes nur die Folge der planmäßigen Vermengung der Ingenieure mit Hilfskräften und des fehlenden Berufsschutzes ist. Im besondern auch die Folge der Tatenlosigkeit, der politischen Gleichgültigkeit der meisten Ingenieure und Hochschullehrer gegen öffentliche Angelegenheiten, auch die ihrigen.

Das preußische Herrenhaus soll eine berufsständische Zusammensetzung erhalten. Alle Hochschulgebildeten bemühen sich nachdrücklich bei der Regierung und in der Oeffentlichkeit um die Vertretung ihrer Berufsrichtung. Bei uns bemüht sich nur der Verband Deutscher Diplom-Ingenieure bei den maßgebenden Stellen darum, daß die hochschulgebildeten Techniker die gleiche Standesvertretung erhalten, wie sie den Aerzten und Rechtsanwälten als selbstverständlich zugestanden wird. Andere technische Vereinigungen wirken eifrig dagegen. Die Wünsche und Anträge werden in einem Ausschuß des Abgeordnetenhauses beraten. Nun zeigt sich sehr Merkwürdiges.

Beamtet sind nur eine geringe Zahl von Ingenieuren, die des Staates und der Gemeinden. Die vielen nichtbeamteten hochschulgebildeten Techniker, an Zahl und an Vorbildung hinter den Aerzten nicht zurückstehend, haben überhaupt keine „zuständige“ Regierungsstelle, an die sie sich wegen Vertretung ihrer Wünsche und Ziele wenden könnten, um diese der gesetzgebenden Stelle zu erläutern, zu empfehlen. Die Ingenieure sind waisenhafte Außenseiter.

Die Aerzte werden durch das Innenamt vertreten, die Rechtsanwälte durch das Justizamt; das Handelsministerium vertritt die Angehörigen des Handels, der Industrie und sonstige Erwerbstätige; Seelsorger, Lehrer und Künstler finden im Kultusministerium ihren Fürsprecher, und auch die Landwirtschaft hat ihre Regierungsstelle.

Nun haben sich auch die hochschulgebildeten Techniker durch den Verband der Diplom-Ingenieure gemeldet, sonst wären sie wohl ganz unbeachtet geblieben. Das Handelsamt erklärt sich als nicht zuständig, es hat für den Gewerbe- und Erwerbsbereich zu sorgen, und die akademisch gebildeten Techniker gehören im Gegensatz zu den Gewerbeschülern keinem rein gewerblichen Berufe an, sondern wie die Aerzte und Rechtsanwälte den sogenannten „artes liberales". Tatsächlich gibt es für sie in der Regierung keine Amtsstelle. Vor dem Eintreten des Kaisers für die Technischen Hochschulen wären die akademisch gebildeten Techniker in die Millionen der „Gewerbetreibenden" eingereiht worden.

Das zeigt deutlich, daß eine Lücke klafft und auch für Ingenieure eine zuständige Amtsstelle geschaffen werden muß — etwa beim Innenamt — wie für Aerzte, denn die öffentliche Bedeutung ihrer Leistungen ist nicht geringer als die der Heilkunde für die Volksgesundheit.

Das Bautenministerium hält sich nicht für zuständig, mit Recht. Der Zusammenhang mit diesem Fachministerium wäre ein ungesunder und würde unhaltbare Zustände schaffen. Die Technischen Hochschulen standen früher auch einmal unter einem Fachministerium und konnten sich deshalb nicht entwickeln.

Bei diesem Fehlen jeder amtlichen Vertretung der Ingenieure wurde dann im Abgeordnetenhause beschlossen, neben der Gruppe der „gelehrten" Berufe eine Gruppe der „technischen" Berufe zu schaffen.

Damit ist nichts gewonnen, denn nun entsteht die Frage: Gehören die hochschulgebildeten Techniker zur „gelehrten" oder zur „technischen" Gruppe? Wenn zu letzterer, dann werden sie unvermeidlich vermengt mit gehobenen Gewerbeschülern, Handwerkern, Erwerbsleuten verschiedener Art.

Die Unklarheit herrscht schon in der Gliederung, das zeigt sich zweifellos daran, daß im Abgeordnetenhause nur an die Zusammenfassung der technischen Arbeit, nicht aber ihrer Leiter gedacht wurde, nicht an deren Standesinteressen, obwohl es sich um eine ständische Vertretung handelt.

So wird es denn kommen, daß die Wünsche der hochschulgebildeten Techniker bei den Gesetzgebern durch Vertreter der Großgewerbe oder des Handwerks vorgebracht werden, unvermeidlich zusammengeworfen mit den Zielen anderer, die auf ähnlichen Berufsgebieten tätig sind, aber geringere oder doch ganz andere Vorbildung besitzen. Dann werden diese Mindervorgebildeten die Akademiker als unerwünschte Wettbewerber ansehen und umgekehrt.

Dieser Verlauf ist um so wahrscheinlicher, als die berufliche Anerkennung der wissenschaftlichen Techniker zu ihren großen Leistungen in schlechtem Verhältnis steht. So werden die Berufsstreitfragen kein Ende nehmen, auch dort nicht, wo sie ausgeglichen werden sollten; ein Ausgleich kann auch nicht zustande kommen, solange die Gliederung so grundfalsch und widerspruchsvoll ist. Auch hier wirkt wieder die falsche Flagge.

Ein anderes Beispiel bieten die Verbände der technischen Vereine und einzelne Verbände der Industrie.

Die wirtschaftlichen Verbände der Großbetriebe haben entscheidenden und stets zunehmenden Einfluß; sie werden immer gehört und befragt, sie haben auch die Macht, einen Minister zu verdrängen, der ihren Zielen entgegensteht. Trotzdem stützen sich einzelne Wirtschaftsverbände und ihre Führer auf die sonst einflußlosen „Ingenieur"-Vereine, die Berufsvereine sein sollten und sich auch als solche ausgeben. Diese sind nunmehr unter Führung der wirtschaftlichen Interessen zum „Deutschen Verband technisch-wissenschaftlicher Vereine" zusammengeschlossen; es sind alles Vereine, die Nichtakademiker aufnehmen. Die falsche Flagge ist schon das Wort „wissenschaftlich" und der Ruf: „Zusammenschluß aller Techniker", der anderes besagt, als was gewollt wird. Gewollt wird die Vermischung mit allerlei Technikern, von denen sich zu scheiden die Ingenieure alle Ursache haben, und gewollt wird, daß in Berufsfragen die hochschulgebildeten Techniker zurückgedrängt und überstimmt werden. Deshalb wurde auch versucht, die Oesterreicher heranzuziehen. Der Zusammenschluß ist insbesondere gegen den Verband der akademischen Berufsvereine gerichtet, die nur Akademiker aufnehmen, gegen den „Mitteleuropäischen Verband akademischer Ingenieurvereine".

Der Verband der „technisch-wissenschaftlichen" Vereine, der Hochschulbildung von seinen Mitgliedern nicht fordert, obwohl sie die Grundlage aller gehobenen Berufe und der Standesvertretung bildet, dieser Verband treibt Standespolitik, auch für die Hochschulgebildeten und in deren Namen. Damit kann das Standesbewußtsein nicht gehoben, das berechtigte Streben der Hochschulgebildeten nur gehindert werden. Jeder Beruf wird schließlich in der Welt so eingeschätzt, wie er sich selber achtet und wertet.

Die Täuschung durch die Flagge besorgen insbesondere die akademischen Mitläufer, die schöne Worte für die Akademiker sprechen und gegen sie handeln. Diese Mitläufer, darunter auch Hochschullehrer, gelten dann als Vertreter der wissenschaftlichen Technik, in Wahrheit wirken sie für die nichthochschulgebildeten Kreise und für die Erwerbsverbände, die als treibende Kräfte gar nicht in die Erscheinung zu treten brauchen. Diese Mitläufer sind die Vereinsstrategen für die Ziele der Wirtschaftsunternehmungen gegen das Standesstreben der deutschen Ingenieure.

Die Leitung liegt in Wirklichkeit in den Händen des Vereins deutscher „Ingenieure". Endlich regen sich in ihm Kräfte zugunsten der Hochschulgebildeten, da, wo einseitiger Geist noch nicht alleinbestimmend geworden ist, wie z. B. in München. Der Bayerische Bezirksverein hat sich auf die Seite der akademischen Verbände gestellt, er hat die Interessen der Ingenieure im Auge und nicht bloß die der Nutznießer der Ingenieurarbeit.

9. Entstellungen.

Wer unter falscher Flagge fährt, ist natürlich gezwungen, die Täuschung „voll und ganz" durchzuführen, sonst sehen zu viele, woher der Wind weht, daher werden die unbequemen Bestrebungen der Ingenieure sachlich entstellt und die Führer jeder Gegenbewegung persönlich angegriffen, in der Oeffentlichkeit schlecht-, wenn möglich totgemacht.

Die Bestrebungen für den Berufsschutz erfahren Entstellungen. Nie gehen diese von den alten Berufsständen aus, sondern von einzelnen Erwerbsunternehmungen und ihrem Anhang von „Ingenieuren" und Hochschullehrern.

Die Ausübung des technischen Berufs soll verboten werden! So behaupten diese Unkundigen und Uebelwollenden. Niemand kann solche Torheit anstreben. Der Berufsschutz berührt nicht die Erwerbsfreiheit, er soll nur die Wirkung der kaiserlichen Tat sichern; diese hat den Schutz tatsächlich schon vor bald 20 Jahren in die Rechtsordnung übergeführt, er soll aber nunmehr auch wirksam durchgeführt werden. Der ungeeignete Name „Diplom-Ingenieur" muß durch „Ingenieur" kurzweg ersetzt werden.

Damit wird nur verlangt, was anderen Hochschulgebildeten, z. B. den Heilkundigen, tatsächlich gewährt ist. Jeder kann ärztliche Tätigkeit ausüben, ohne Rücksicht auf Kenntnisse, Vorbildung und Gradverleihungen, nur den Namen „Arzt" darf er sich nicht unberechtigt beilegen.

Der Eingriff des Staates ist in diesen Fällen ganz eng begrenzt, und genau dasselbe wird für den Ingenieur verlangt: Den wissenschaftlich vorgebildeten Sachkundigen soll ein eindeutiger Name gegeben werden wie den Aerzten, niemand aber ist gehindert, sich auf technischen Gebieten zu betätigen; jeder kann sich an jeden wenden, dem er Sachkunde zutraut, wie sich jeder von jedem Heilkundigen behandeln lassen kann.

Der Grundsatz der vollen Gewerbefreiheit, der die deutsche Gewerbepolitik durchzieht, bleibt unberührt. Für die Technik ist er weder erst einzuführen noch aufzuheben, es ist lediglich für die wissenschaftlich vorgebildeten Techniker der in der Rechtsordnung bereits vorhandene Namensschutz wirksam zu machen durch richtige Bezeichnung, durch einen eindeutigen Namen, denn der jetzige ist verfehlt.

Die Industrie muß volle Freiheit in der Auswahl ihrer Kräfte haben. Das ist selbstverständlich und wird durch eine eindeutige Berufsbezeichnung nicht gehindert. Die Industrie kann, wenn sie will, jeden Arbeiter zum Direktor machen, jeder kann sich betätigen, kann beliebige Ingenieurtätigkeit ausüben, nur „Ingenieur" soll er sich nicht nennen; die bisherige Zweideutigkeit soll verschwinden.

Der Einwand: es wird eine Monopolstellung angestrebt, ist ebenso haltlos wie das erwähnte angebliche Verbot. Dieser Einwand spricht vielmehr gegen die Angreifer, denn sie geben damit ungewollt zu, daß die Oeffentlichkeit dem Akademiker ein größeres Vertrauen entgegenbringt, daß die öffentliche Meinung durch die jetzige Rechtslage irregeführt wird.

Wenn die richtige Berufsbezeichnung das Auftreten der Nichthochschulgebildeten beschränkt, so ist dies ganz in der Ordnung, denn jetzt wird Unwahrheit in das Berufsleben hineingetragen, weil die gemeine Meinung der Hochschulbildung, der Ablegung von Prüfungen Bedeutung beilegt. Die bisherige Gleichstellung von Hochschulgebildeten und „Auch-Ingenieuren" und die daraus folgenden Täuschungen waren nur möglich, weil die öffentliche Meinung von vornherein jeden, der sich „Ingenieur" nennt, als hochschulgebildete Persönlichkeit ansieht.

Das Schlagwort: „Freie Bahn den Tüchtigen!" wird hier ausgebeutet. Die Bahn muß durch die Leistungen geöffnet werden, aber nicht durch die Vortäuschung von Eignungen, die der Durchschnitt der „Auch-Ingenieure" nicht besitzen kann.

Wer Einblick in das Geschäftsgetriebe hat, sieht, wie allerorten allerlei bedenkliche, redegewandte Leute als „Ingenieure" ihre „Ideen", Unternehmungen, Erfindungen usw. an den Mann bringen wollen. Das Vertrauen, das sie finden, ruht offensichtlich auf der Annahme, daß ein Fachkundiger seine Erfahrungen und Bestrebungen anbiete. Soeben gelangt der Zusammenbruch eines solchen „Ingenieurs“ in die Oeffentlichkeit, dem Vertrauensselige für einen Schwindel eine Million anvertraut haben; dabei wurde herumgeredet, selbst der Kronprinz habe das Streben des „Ingenieurs“ gefördert. Es ist zu bezweifeln, daß solche Vorfälle so leicht möglich wären, wenn der Namensmißbrauch nicht ein ungehemmter wäre, und wenn die gemeine Meinung nicht voraussetzte, der Name sei eine Gewähr für eine bestimmte Vorbildung, ein besonderes Studium und für Sachkenntnis.

Der wirklich Tüchtige wird durch den Namensschutz nicht behindert, er braucht, um sich durchzusetzen, durchaus nicht Ansprüche zu erheben, die ihm nicht zustehen. Das geschieht nur, wenn bedenkliche Außenseiter bei passender Gelegenheit als wissenschaftlich Gebildete gelten wollen oder mit solcher Täuschung Vorteile zu erringen beabsichtigen.

Der Schutz soll nur verhindern, daß der Untüchtige nicht auch die allgemeine Meinung irreführt. Der Tüchtige wird dadurch nicht untüchtig, daß er bestimmte Bezeichnungen nicht führen darf. Die Leistungen von Prießnitz, Schroth, Kneipp, Hessing und vielen anderen erleiden dadurch keine Einbuße, daß sie von Nichtärzten herrühren.

Die Bestrebungen, die Bezeichnung „Ingenieur“ zu schützen, werden abgewiesen mit dem Hinweis auf Männer ohne Hochschulbildung, die im technischen Schaffen große Erfolge errangen und auch zu Titeln und Einfluß gelangten. Daraus wird gefolgert: Bildungsgang und „Prüfungen“ sind belanglos.

Solche erfolgreichen Persönlichkeiten können aber in unserer Zeit stärkster Entwicklung und vieler Umwälzungen selten oder überhaupt nicht gewertet werden. Wer soll Bildung und Können, selbst nur das Fachwissen der Tausende von Fabrikbesitzern, Kommerzienräten usw. in ihrer Wirkung trennen von dem „bevorzugten Arbeitsplatze“, von glücklichen Umständen und ihrer Ausnutzung, von entscheidenden Verdiensten der Mitarbeiter, der akademisch gebildeten insbesondere, von Geld- und geschäftlichen Beziehungen, von allerlei Zufälligkeiten und Einflüssen? Wer soll hier Erfolg und Leistung trennen?

Solche Einwände sind Rückfälle in längst verflossene Zeiten, sind Verallgemeinerungen von Ausnahmen. Wenn es eine Möglichkeit gäbe, eine Berufsbefähigung in jedem Einzelfalle ohne Willkür festzusetzen, dann wären auf keinem Gebiete Prüfungen und Beschränkungen nötig.

Der Sinn jeder Prüfung ist doch nur die berufliche Beurteilung der Persönlichkeit unter möglichster Ausschaltung äußerer Einflüsse. Ein anderes Mittel als die Prüfung in irgend einer Form gibt es nicht. Nur das vielfach unverständige Prüfungsverfahren wäre zu ändern.

Mit dem Hinweis auf die große Zahl der Außenseiter unter den Ingenieuren wird der Berufsschutz insbesondere bekämpft. Hierbei wird Ursache und Wirkung verwechselt.

Wenn in anderen Berufen der wirksame Namensschutz für die Hochschulgebildeten fehlte, dann würden sich auch dort viele Kräfte von verschiedenster Vorbildung betätigen, mit mehr oder weniger „Erfolg". Gäbe es in anderen Berufen, nach dem Vorbilde des Vereins deutscher „Ingenieure", einen Fachverein, der die Universitäten schädigte durch die Förderung der besonderen, beruflich gleiche Rechte gewährenden Fachschulen für Hilfskräfte, für bloße Fertigkeitsmenschen, die ohne Mühen und Zeitaufwand für wissenschaftliche und allgemeine Bildung zur Berufsausbildung gelangen und den gleichen Berufsnamen führen dürfen wie die Hochschulgebildeten, dann würde man auch auf diesen Gebieten die Binsenweisheit erfahren, daß die „Leistung" nicht von bestimmten Prüfungen abhängt.

Der Ingenieurberuf bildet keine Ausnahme von den übrigen Berufen der Hochschulgebildeten. Im Berufsleben und namentlich im Erwerbsleben jeder Richtung können Männer ohne Hochschulbildung führend werden. Große Leistungen ohne Hochschulbildung sind aber in unseren Zeiten Ausnahmen und werden es immer bleiben. Die Uebergangszeiten dürfen nicht verallgemeinert werden, nur in Zeiten ungewöhnlicher Entwicklung können die Ausnahmen häufiger werden.

Niemand widersetzt sich der beliebigen Vorbildung der Ausnahmemenschen, der Zuerkennung des entsprechenden Lohns für ihre Leistungen, aber die planmäßig vorgebildeten Fachleute dürfen wegen dieser wenigen nicht dauernd zurückstehen und am Aufstieg gehindert werden.

Die persönlichen Angriffe und Verdächtigungen sind viel üblerer Art als die Entstellungen. Seit langem und immer mehr wird jeder, der für das Berufsansehen der Ingenieure wirkt, mit Verdächtigung und Verfolgung bedacht.

Ein kennzeichnender Angriff wurde 1908 im Landtag gegen ein angebliches „System Riedler“ durch einen „Generalsekretär“ der Industrie ausgeführt, gegen eine angeblich herrschende einseitig-praktische Richtung des Unterrichts, als Ursache des abnehmenden Besuchs der Hochschule.

Ein solches „System“ gab es nie. Und der starke Besuch der Hochschule fällt gerade in die Zeit, als ich allein den fachwissenschaftlichen Unterricht zu erteilen hatte. Die wirklich Angegriffenen sind daher die jüngeren Lehrer. Keine Hochschule, kein Hochschullehrer, kein Ingenieur hat diesen Angriff auf die Lehrfreiheit abgewehrt.

Diesen Angriff hat der mit dem Verein deutscher „Ingenieure“ eng zusammenhängende „Verein deutscher Maschinenbau-Anstalten“ im Landtag veranlaßt. Allerlei Vorwände wurden zu seiner „Begründung“ herbeigeholt. Der Unterrichtsminister hat darauf geschwiegen und erst in der dritten Lesung einiges erwidert, als unabhängige Abgeordnete das Sinnlose der Angriffe nachwiesen.

Die wirkliche Ursache des Angriffs war nur die Furcht, die Ingenieure könnten durch meine Bemühungen im Berufsansehen gehoben und deshalb teurer werden. Der anklagende Abgeordnete, der über Lehrbetrieb und Hochschulangelegenheiten trotz heftigen Bemühungen nichts Verständliches vorbringen konnte, hat es zum Schluß selbst erwähnt.

Der Befehl, ein „Exempel zu statuieren“, ist vom Vorsitzenden des Vereins selbständig erteilt worden, der Verein hat erst nachträglich seine „freudige Zustimmung“ dazu ausgesprochen. Der Verein hat auch Vorträge im eigenen Kreise gegen mich veranlaßt, dies aber schon nach dem ersten Versuch aufgegeben, weil selbst Vereinsmitglieder mich alsbald tatkräftig verteidigten und den Verein der Undankbarkeit beschuldigten.

Alles das muß im Zusammenhang erwähnt werden, weil für

solche Zweckhandlungen, nämlich die Verfolgung der Mißliebigen, so merkwürdige pädagogische und rechtliche Vorwände gebraucht wurden.

Das Verhalten der Hochschulen, der Ingenieure und mancher Amtsgenossen bei diesen Angriffen, die der Form nach gegen die Lehrfreiheit, in Wirklichkeit gegen mich gerichtet waren, haben mich bestimmt, nichts zu erwidern, aber mich von der Tätigkeit für allgemeine Ingenieur- und Hochschulinteressen zurückzuziehen.

Die Angriffe gegen mich haben schon begonnen, als ich auf der Hauptversammlung des Vereins deutscher Ingenieure in Frankfurt a. M. 1904 einen Vortrag hielt, durch den die Aussichtslosigkeit der Zweitaktgroßmaschinen nachgewiesen wurde, für welche größte Unternehmungen Millionen ausgegeben hatten. Von da ab wurden keine solche Maschinen mehr gebaut, und es wurde dann behauptet, ich hätte Millionenwerte vernichtet und beste Aussichten für die Zukunft verdorben. Eine merkwürdige Vorstellung von der Wirkung eines Vortrages, in dem nur ausgesprochen war, was erfahrene Betriebsleiter längst wußten, die aber nicht reden durften aus Rücksicht auf die Geldgeber und die Erwerbswirtschaft! Auch hier wurden für die Angriffe sonderbare Vorwände gebraucht.

Schon damals waren die Triebfeder der Angriffe nicht meine sachlichen Aeußerungen, die von niemandem zu widerlegen auch nur versucht wurde, sondern mein starkes Eintreten für einen selbstbewußten Beruf. Schon damals wurde ein Fabrikant und Abgeordneter beauftragt, „Material" zu sammeln, das im Abgeordnetenhause gegen mich vorgebracht werden könnte, und gegen mich „vorzugehen". Erst der erwähnte Generalsekretär ist dann ohne „Material", nur mit sinnwidrigen Behauptungen gegen mich vorgegangen. Seine Absicht wurde mir durch Abgeordnete bekanntgegeben; ich habe ihn eingeladen, sich über Einzelheiten und das Wesentliche bei mir oder anderen zu unterrichten, worauf die erwartete Antwort kam, das habe er nicht nötig.

Beide Fälle sind bezeichnend. Die Veranlassung zum Angriff war in beiden Fällen wirtschaftliche Besorgnis. Die Selbständigkeit, die Unabhängigkeit im Zusammenhang mit Ingenieurfragen ist diesen Einseitiggerichteten stets ein Dorn im Auge.

10. Gegenbild: die Heilkunde.

Die unhaltbaren Verhältnisse im Bereiche der wissenschaftlich gebildeten Techniker ergeben sich am besten durch einen Vergleich mit der Heilkunde.

Die Heilkunde ist immer dem Grundsatz des Berufsschutzes, der ständischen Auffassung gefolgt, und dieser Grundsatz hat sich bewährt. Die große Entwicklung der Heilkunde unter seiner Herrschaft übersteigt die aller vorangegangenen Zeiten und hat im Kriege die größten Erfolge gezeitigt. Niemand denkt daran, ihn wieder aufzugeben, etwa auf das Rechtsverhältnis zurückzugehen, das im Ingenieurstande herrscht, und das Durcheinander von akademischen und nichtakademischen „Aerzten" zu dulden wie vor 1869. Die Sachlage ist vielmehr die: Wäre die einheitliche geschützte Bezeichnung „Arzt" nicht da, so wäre es die höchste Zeit, sie einzuführen.

Die heutige Rechtslage auf dem Gebiet der Technik ist, wie die angegebenen Tatsachen zeigen, daß jeder, der technisch tätig ist oder auch nicht, ohne jede Rücksicht auf seine Vorkenntnisse und seinen Bildungsgang die Bezeichnung „Ingenieur" führen darf.

Das Unhaltbare dieses Rechtszustandes wird ohne weiteres klar, wenn man sich vorstellt, in der Heilkunde wäre die Bezeichnung Arzt für jeden Kurpfuscher oder in der freien Rechtspflege der Name Rechtsanwalt für jeden Rechtsagenten frei, und den hochschulgebildeten Angehörigen dieser Berufe würde zugemutet, sich zu ihrer beruflichen Kennzeichnung mit dem Namen „Diplom-Arzt" oder „Diplom-Rechtsanwalt" zufrieden zu geben. Dann würden diese Berufstreibenden unvermeidlich mit Kurpfuschern und mit Rechtsagenten verwechselt und vermischt.

Der Betrieb des Heilwesens, nach dem Vorbilde der „wissenschaftlichen“ Maschinentechnik aufgebaut, nach den Bestrebungen der erwähnten Vereinigungen, würde zur Folge haben:

Die Erwerbsleute, die Besitzer von Apotheken, Krankenhäusern, Genesungsheimen usw., fordern durch ihren wirtschaftlichen Verband von der Regierung Fachschulen für Heilgehilfen, auch „höhere“, mit guten Kliniken und mit einem den Universitäten nachgebildeten, aber abgekürzten Unterricht, der durch akademisch Gebildete erteilt wird; alle ihre Schüler, auch die der niederen Schulen, können sich Aerzte nennen und diesen Beruf frei ausüben. Diese Fachschulen sind nicht der Unterrichtsverwaltung unterstellt und verfügen über doppelt so hohe Mittel als die medizinischen Fakultäten. Die Gesundheitsunternehmer veranlassen den Verein deutscher „Aerzte“, daß sich Universitätslehrer und Aerzte eifrigst für die Heilgehilfen und ihre Schulen verwenden. Den Fakultäten wird nahegelegt, ihren klinischen Unterricht einzuschränken und nur den naturwissenschaftlichen zu erweitern. Wie ein Teil der Industrie ihren Schulausschuß gegründet hat, gründen die Erwerbsleute ihren „Deutschen Ausschuß für das medizinische Schulwesen“, und unter Mitwirkung des Unterrichtsministeriums und von Universitätsprofessoren wird Universitätsreform beraten. Anläßlich der Kriegsfolgen werden Schnellkurse angeregt, mit der oft gewünschten Verminderung der klinischen Uebungen, da die „Praxis doch vollwertigen Ersatz schaffe“. Und wie es die Industrie getan hat, wird den Universitätsprofessoren ein Fragebogen vorgelegt, auf dem die gewollte Antwort in Form einer Erläuterung unter jede Frage geschrieben wird, u. a.: Halten Sie Ermäßigungen der wissenschaftlichen Anforderungen für empfehlenswert? Oder Ermäßigungen in den medizinischen Fächern? Oder eine freiheitlichere Prüfung? Oder eine Kürzung der Ausbildung? (Siehe Ersatz!) Haben Sie sonstige Wünsche und Anregungen zu Universitätsfragen?

Die Antwort der Fakultäten läßt sich leicht voraussagen.

11. Politische Blindheit.

In der „Deutschen Politik“ von **Bülow** wird Klage geführt über den mangelnden politischen Sinn der Deutschen, der als Ausfluß „deutscher Treue“ gekennzeichnet wird, aber der Treue für die Kleinwohlfahrt eines engen Kreises, für kleinliches Streben, für eigennützige Ziele einer **Partei**.

Für den Parteigeist setzt der Deutsche seine ganze Kraft ein, ohne an einen größeren, wichtigeren Bereich zu denken. Daher sei der Deutsche so schwer zu leiten.

Der Kleingeist denkt nur an die nächstliegenden Folgen, er sieht es als „Verrat“ an, wenn er das Geringste aus seinem engen Bereich aufgeben soll, und kümmert sich nicht um wichtigere Ziele. So auch die meisten Ingenieure und viele Hochschullehrer. Dabei sind sie nicht einmal einer Partei Treue schuldig, sie handeln nur in politischer Blindheit. Sie sehen nur das **einseitige Fachwissen**, übersehen wichtigste Angelegenheiten, sowohl die ihrigen wie die des Nachwuchses. Zwar fehlt ihnen die Triebkraft eines Sonderzwecks, wie er die politischen Parteien leitet, trotzdem wirken sie in deutscher „Treue“ und politischer Unschuld ausschließlich für fremde Ziele, **gegen ihre Zukunft**, und die Hochschullehrer unter ihnen auch **gegen ihre Pflicht**.

In der Zeitschrift des Verbandes Deutscher Diplom-Ingenieure ist in einer Aufsatzreihe der Staatsrat Professor Dr. **von Bach** (Stuttgart) angegriffen und quellenmäßig als Ingenieurfeind gekennzeichnet worden an der Hand seiner eigenen Aeußerungen und Taten.

Warum dieses Verfahren gerade gegen Herrn Bach? Was er gesprochen, getan und verhindert hat in diesem Belang, ist dasselbe, was andere Ingenieure und Hochschullehrer getan. Er ist nur ein Musterbeispiel für viele. Allerdings hat er außerdem den schwäbischen „Goethebund" veranlaßt, einen Preis auszuschreiben auf den besten Nachweis, daß „Klassengegensatz", nämlich der Schutz des Ingenieurberufs, unerwünscht sei.

Zahlreiche wissenschaftlich gebildete Techniker laufen hinter einem Schlagwortunfug her und schädigen den Ingenieurberuf, nicht bloß der genannte Professor. Sie handeln durchaus nicht in böser Absicht, auch nicht fahrlässig, sie sind eifrig, manchmal eiferwütig, sie kennen und fühlen nicht die Eigenart und die Bedürfninsse des Ingenieurberufs. Sie kennen nur den engen Kreis von Fachleistungen und die Fachwelt.

In dieser ihrer Welt leben gar viele Ingenieure und Hochschullehrer, von der Umwelt durch die Scheuklappen des Fachwissens wirksam geschieden. So finden sie nur Anschluß an den Großbetrieb und sind blind für andere Ansprüche, ebenso wie die schaffenden Ingenieure im Bereiche der Ertragswirtschaft blind werden für die Forderungen der Volkswirtschaft, für das Allgemeinwohl. Die Hühner haben ja auch neben dem Menschen das Fliegen verlernt.

Diese Blindgewordenen folgen dann den erwähnten Schlagworten, wie: „Keine Klassengegensätze", „Freie Bahn den Tüchtigen", „Kein Berufsschutz". Die Ingenieure verdienen auch keinen Schutz, so lange sie in politischer Unschuld solchen Führern Gefolgschaft leisten und sich dem Verein deutscher „Ingenieure" anschließen, dem der Mißbrauch ihres Berufsnamens dient.

Die politisch blinden Ingenieure mit ihren Führern setzen sich für die Ansprüche der Nichtakademiker ein, also für fremde Absichten. Inzwischen werden die politisch reifen Universitätsstudierten ihnen den letzten Rest noch möglicher öffentlicher und allgemein wichtiger Betätigung wegnehmen.

Sie leisten den eigenen politischen Gegnern Vorschub und Vorspann, den Hilfskräften, und sind dabei stolz auf ihre „demokratische", „liberale" Gesinnung, die nichts anderes ist als Blindheit aus Fachvorliebe.

Das Entscheidende liegt in den schon erwähnten Folgen. Die blinden Politiker wollen, daß einige Ausnahmemenschen ohne volle Bildung — die sich immer selbst Bahn brechen — gefördert werden, und die Folge wird sein, daß viele

Tüchtige den ordentlichen Weg meiden, weil sie sich nicht um viele Lebensjahre betrügen lassen wollen; so werden sie durch die Politik der Blinden glücklicherweise frühzeitig vom technischen Studium verjagt und können sich rechtzeitig auf anderen, besser bewehrten Gebieten betätigen.

Die Hochschulprofessoren im Gefolge des Vereins deutscher „Ingenieure" sollten doch klar die Frage beantworten: Wenn es durch solche Politik beim jetzigen Stande der wissenschaftlichen Entwicklung wirklich möglich wäre, viele der „Tüchtigen" ohne volle wissenschaftliche Bildung zu Leitern der Technik zu gewinnen, wozu dann überhaupt die Hochschulen?

Lehrer, Hochschullehrer insbesondere, müssen sich doch verantwortlich fühlen für etwas mehr als für Vermittlung von Fachwissen. Ist es nicht Pflichtverletzung, wenn sie dazu beitragen, den Schülern, die vertrauensvoll einer wichtigen Laufbahn folgen, die Zukunft zu schädigen? Können sie Führer der Lernenden sein, wenn sie Grundlage und Zukunft des Berufs zerstören helfen, für den die Jugend kostbare Lebensjahre und ein mühevolles Studium opfert? Gibt es nicht höhere Pflichten als die der Fachlehre?

Ein Seelsorger kann mit den Grundsätzen seiner Kirche in inneren Widerspruch geraten und mit den Pflichten, deren Erfüllung die Gemeinde von ihm erwartet. Dann aber hört er auf Priester zu sein, und verliert sein Amt, noch ehe er seine Gesinnung vor seiner Gemeinde äußert.

Kein Universitätsprofessor würde dazu fähig sein, den Zielen seiner Studierenden entgegen zu wirken, gegen ihre Berufsinteressen zu sprechen oder gar zu handeln.

Von den technischen Hochschullehrern befinden sich hingegen viele in der Gefolgschaft der Akademikerfeinde, und die Frage drängt sich auf: Ist denn der Hochschullehrer nicht in erster Linie berufen und verpflichtet, für Standes- und Berufsansehen derjenigen zu wirken, deren Erziehung ihm anvertraut ist, und die ihm aufopferungsvoll folgen?

Auf Universitäten würde ein Lehrer, der anders handelte, den Boden verlieren und jeden Zusammenhang mit seinen Studenten; Lehrer an Technischen Hochschulen aber wirken ganz ungestört den Ingenieurinteressen feindlich; trotzdem verlieren sie weder Boden noch Ansehen, weil den Ingenieuren und auch dem Nachwuchs jeder politische Sinn fehlt, jedes Zusammengehörigkeitsgefühl, weil politische Gleichgültigkeit die Regel ist, der Blick über den engen Gesichtskreis des Fachwissens nicht hinausgeht und alles Streben sich im Fachbereich erschöpft. Die frühzeitig angelegten Fachscheuklappen machen eben auch politisch blind gegen die Umwelt, wie sie nun einmal gegeben ist. So bleiben denn die eigenen Lebensfragen des Ingenieurberufs unberücksichtigt; auch hervorragende Lehrer verfallen der Herrschaft des Schlagwortunfugs und gehen jeder Erörterung aus dem Wege.

Die abgedroschenen Schlagworte vom „Klassengegensatz", von den „Tüchtigen" nehmen sie gefangen; sie glauben und schwören darauf, daß die gesetzliche Berufsbezeichnung für Ingenieure mit diesen heiligen „Grundsätzen" unvereinbar sei, und so wird denn Partei ergriffen für die Erwerbstechnik und ihre Hilfskräfte. Die Akademiker aber kommen um kostbare Lebensjahre, denn sie werden mit anderen zusammengeworfen, die den gleichen Lebens- und Leistungsaufwand vermeiden und auch die staatlich für jeden höheren Beruf geforderte allgemeine Vorbildung umgehen. Dieser Einwand wird dann mit einem andern heiligen Grundsatz abgetan, mit dem Schlagwort: „Nur die Leistung entscheidet".

Ist es denn wirklich Sache eines Hochschullehrers oder eines leitenden Ingenieurs, für die Hilfskräfte zu wirken, zugunsten der Erwerbsunternehmer, die doch ihre berechtigten Zwecke, auch ohne Schädigung der Hochschulgebildeten, so leicht selbst verfolgen können, die über große Mittel und Macht verfügen in ihren Verbänden, über ihre Abgeordneten und Zeitungen?

Niemals würde sich ein Universitätsprofessor dazu herbeilassen, für eine universitätsfeindliche Partei zu wirken, die Universitätsgebildeten herabzuziehen auf die Stufe der Nichthochschulgebildeten und diesen den gleichen Berufsnamen und die gleichen Rechte im Berufe zuzugestehen. Aber unter Ingenieuren und Hochschullehrern ist dies üblich, weil jede Standeszucht fehlt, jeder Gemeingeist, weil nur der einseitige Fachgeist herrscht.

Alles das ist Frucht der politischen Gedankenlosigkeit und der fehlenden politischen Schulung, des beschränkten Blicks, der nur den technischen Fachbereich und einen Teil der wirtschaftlichen Welt umfaßt, aber nicht die Umwelt in ihrer Gesamtheit.

Traurig ist es, daß Ingenieure und ihre angeblichen Vereinigungen die Tat des Kaisers, sein Eintreten für die wissenschaftliche Technik so wenig verstanden haben. Unbegreiflich ist es, daß Hochschullehrer das große Ziel nicht gewürdigt haben, das der Kaiser gewiesen, unbegreiflich, daß viele von ihnen sich den Feinden der Aufwärtsbewegung anschließen konnten, statt auf der gewiesenen Bahn fortschrittstätig zu sein. Nichts, gar nichts ist in zwei Jahrzehnten im Sinne der kaiserlichen Tat vorwärtsgebracht worden.

Selbst wenn die Ingenieure in ihrer Mehrheit und ihr Nachwuchs gegen den Berufsschutz wären, wenn sie alle „politische Esel" (Althoff) wären, dann bliebe es doch Pflicht der Hochschullehrer, für diese Forderung einzutreten.

Wörtlich paßt die von Bülow gegebene Kennzeichnung auf die Mehrheit der Ingenieure:

„Im deutschen Charakter liegt es, die Tatkraft vorwiegend im Besonderen zu üben, das allgemeine Interesse dem einzelnen, engeren, unmittelbarer fühlbaren nachzustellen, ja unterzuordnen."

„Das hat Goethe im Auge mit seinem oft zitierten grausamen Ausspruch, daß der Deutsche im einzelnen tüchtig, im ganzen miserabel sei."

Ebenso zutreffend ist Bülows Kennzeichnung der Politiker, die für ihr kleinliches Tun gar ihre „Weltanschauung" ins Feld führen. Ein kundiger Engländer konnte diese „Weltanschauung" deutscher Politiker nicht begreifen und sagte:

„Davon wüßten englische Politiker nicht viel, sie hätten verschiedene Ansichten, verträten verschiedene Interessen, verfolgten verschiedene Zwecke, aber sie führten doch nur praktische Erwägungen ins Treffen."

Die Lage der deutschen Ingenieure ist durch solche „deutsche Politik", durch Blindheit gegen klare Ziele verschuldet; sie ist hoffnungslos, solange die Ingenieure politisch blind bleiben, solange nicht eine starke Hand auch gegen ihren schwachen Willen voranhilft.

12. Durchführung des Berufsschutzes.

Die Durchführung des Berufsschutzes erfordert keine grundsätzlichen Maßnahmen, sondern nur die Verbesserung des Bestehenden und die Gewährung ähnlicher Einrichtungen, wie sie für Heilkunde und Rechtspflege schon getroffen sind.

Durch Schaffung einer akademisch-technischen Bezeichnung der wissenschaftlich gebildeten Ingenieure hat der Gesetzgeber, der Landesherr und in seinem Auftrage die Verwaltung grundsätzlich bekundet, daß der frühere Zustand unbefriedigend und eine Aenderung notwendig ist, daß eine äußerliche, amtliche Unterscheidung des wissenschaftlich vorgebildeten Technikers nottut gegenüber den Personen, die sich ohne eine solche Vorbildung auf technischem Gebiete betätigen. Die Verwirklichung dieser landesherrlichen Entschließung ist nur Sache der richtigen Form.

Zur Durchführung der Absicht des Gesetzgebers hat die Verwaltung zunächst ein durchaus ungeeignetes Mittel gewählt und dem Landesherrn vorgeschlagen, ein Mittel, das das Gegenteil von dem brachte, was beabsichtigt war, weil eben neben das nichtssagende Vorwort „Diplom" das Wort „Ingenieur" gesetzt wurde.

Das ist eine unbrauchbare Grundlage, denn es ist eine Verbindung hergestellt, die den Diplom-Ingenieur nur als besonderen Grad des Ingenieurs erscheinen läßt, ähnlich dem „Prädikats-Assessor", der ja auch „Diplom-Assessor" heißen könnte. Aber andere Assessoren sind doch auch wirkliche Assessoren und völlig unterschieden von Leuten, denen die Bezeichnung nicht zukommt.

Es drängt sich die Folgerung auf, daß auch der Nicht-Diplom-Ingenieur ein Ingenieur sei. Hier liegt die Wurzel des Uebels: die falsche Namensgebung durch die Behörde.

Der landesherrliche Erlaß hat kraft Kronrechts eine staatlich geschützte Berufsbezeichnung geschaffen für wissenschaftlich vorgebildete Vertreter der Technik. Die Absicht des Landesherrn war, den Ingenieurstand zu heben, was nur durch den Namensschutz möglich ist. Die Verwaltung aber hat nicht die Bezeichnung „Ingenieur" geschützt, die dem gemeinen Sprachgebrauch entspricht, sondern hat absichtlich die gekünstelte Bezeichnung „Diplom-Ingenieur" gewählt, die ich damals als Rektor der Berliner Technischen Hochschule mit allem Nachdruck, aber vergeblich bekämpft habe.

In Oesterreich ist diese Bezeichnung mit Recht abgelehnt, die Berufsbezeichnung „Ingenieur" rein erhalten und nunmehr auch gesetzlich geschützt worden.

Zur Durchführung eines wirksamen Berufsschutzes ist notwendig:

Der Name „Ingenieur" kurzweg muß für die Hochschulgebildeten gesetzlich geschützt werden, so daß jeder Mißbrauch ausgeschlossen ist, ebenso wie bei den Berufen des Arztes und des Rechtsanwaltes.

Durch Uebergangs- und Ausnahmebestimmungen kann leicht dafür gesorgt werden, daß die Durchführung etwaige Härten ausschließt. Die Handhabung dieser Bestimmungen muß an die Mitwirkung der akademischen Behörden gebunden sein.

Ingenieurkammern müssen errichtet werden, mit dem gleichen Wirkungskreise wie die für die älteren ähnlichen Berufe schon bestehenden.

Die Gesetzgebung würde damit nur vollbringen, was sie längst für andere wichtige Berufe streng durchgeführt hat: eine unterscheidungskräftige Kennzeichnung und eine öffentlich-rechtliche Vertretung der planmäßig und wissenschaftlich vorgebildeten Fachleute.

Die Schaffung von Ingenieurkammern, die Unterstellung der Hochschulgebildeten in dieser Form unter behördliche Führung und unter Ehrengerichte ist eine bedeutsame Aufgabe des Staats und eines der Mittel zur Förderung des selbständigen Ingenieurberufs, dessen der Staat neben den vielen wirtschaftlich gebundenen Berufen dringend bedarf.

Der Berufsschutz der akademisch gebildeten Techniker ist eine wichtige bildungs-, wirtschafts- und sozialpolitische Aufgabe, die im engsten Zusammenhang steht mit der Zukunft, mit der Heranziehung eines tüchtigen wissenschaftlichen Nachwuchses. Erfolg ist nur möglich, wenn eine klare Berufsbezeichnung geschaffen wird.

Druck von Rosenthal & Co., Berlin NW. 21.